中国药师协会患者教育工作委员会组织编写

营养支持
患者用药手账

主　审　张耀华（中国药师协会）

　　　　李大魁（中国药师协会，北京协和医院）

总主编　朱　珠（北京协和医院）

　　　　张晓乐（北京大学第三医院）

主　编　陈　伟（北京协和医院）

编　者　陈　伟（北京协和医院）

　　　　赵　彬（北京协和医院）

插　图　夏宇轩（浙江省人民医院）

　　　　王　琳（青岛大学附属医院）

人民卫生出版社
·北 京·

图书在版编目（CIP）数据

患者用药手账.营养支持/陈伟主编.—北京：
人民卫生出版社，2020.8

ISBN 978-7-117-30199-2

Ⅰ.①患… Ⅱ.①陈… Ⅲ.①营养学–用药法 Ⅳ.
①R452

中国版本图书馆 CIP 数据核字（2020）第 129588 号

| 人卫智网 | www.ipmph.com | 医学教育、学术、考试、健康，购书智慧智能综合服务平台 |
| 人卫官网 | www.pmph.com | 人卫官方资讯发布平台 |

患者用药手账—营养支持
Huanzhe Yongyao Shouzhang—Yingyang Zhichi

主　　编： 陈　伟

出版发行： 人民卫生出版社（中继线 010-59780011）

地　　址： 北京市朝阳区潘家园南里 19 号

邮　　编： 100021

E - mail： pmph @ pmph.com

购书热线： 010-59787592　010-59787584　010-65264830

印　　刷： 北京顶佳世纪印刷有限公司

经　　销： 新华书店

开　　本： 710×1000　1/16　印张：4

字　　数： 81 千字

版　　次： 2020 年 8 月第 1 版

印　　次： 2020 年 8 月第 1 次印刷

标准书号： ISBN 978-7-117-30199-2

定　　价： 26.00 元

打击盗版举报电话：**010-59787491　E-mail：WQ @ pmph.com**
质量问题联系电话：**010-59787234　E-mail：zhiliang @ pmph.com**

填写意义与填写指导

填写意义：

- 贯彻落实《中国防治慢性病中长期规划(2017—2025 年)》和《"健康中国 2030" 规划纲要》文件精神，促进慢性疾病患者安全合理用药，提高慢性疾病患者规范管理率，减少用药风险与隐患。
- 为了保障医疗安全和用药安全，患者需要清楚所服用药品的名称、规格、用法用量，关注医疗相关指标的变化。
- 清晰的患者用药目录、用法用量以及用药后反应记录能够帮助医师了解患者的治疗进度和病情变化，也便于药师为患者梳理用药情况，讲解用药注意事项。
- 如实记录营养支持后客观和主观的变化参数。

填写指导：

- 本手账应由患者本人或家属填写。
- 用药前，请认真阅读医师或药师给予的用药指导或特殊提示，并记录于本手账中。
- 在用药过程中，请随时记录用药后的异常情况及用药相关问题，以便下次就诊时向医师或药师咨询。
- 请妥善保管本手账，并在就诊、咨询或购药时携带和出示。

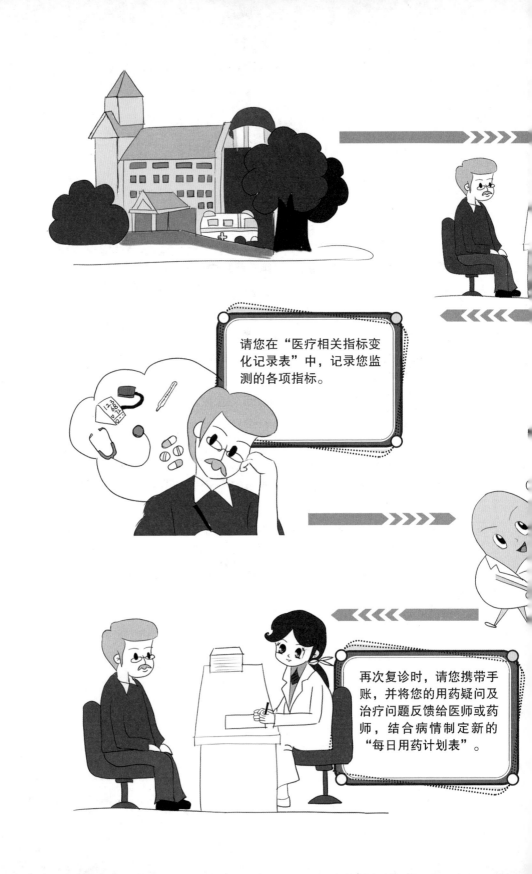

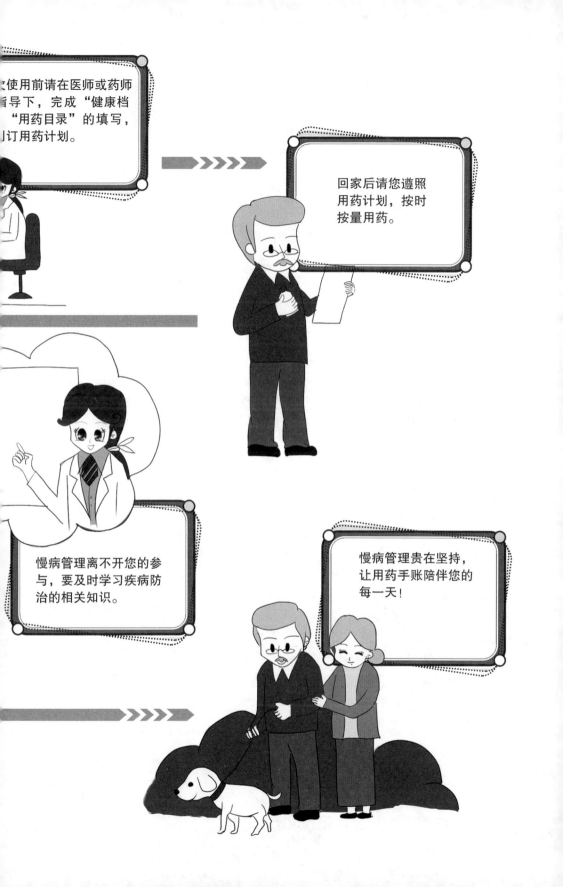

健康档案

患者基本信息

姓名:＿＿＿＿＿　性别:＿＿＿＿＿＿　出生日期:＿＿＿＿＿＿＿＿

病历号:＿＿＿＿＿　医疗付费方式:＿＿＿＿　医疗保险号:＿＿＿＿＿＿

个人职业:＿＿＿＿＿＿＿＿＿＿＿　教育程度:＿＿＿＿＿＿＿＿＿

家庭住址:＿＿＿＿＿＿＿＿＿＿＿＿＿＿＿＿＿＿＿＿＿＿＿＿＿＿

电子邮箱:＿＿＿＿＿＿＿＿＿＿＿＿＿＿＿＿＿＿＿＿＿＿＿＿＿＿

联系电话:单位＿＿＿＿＿＿＿　家庭＿＿＿＿＿＿＿　手机＿＿＿＿＿＿＿

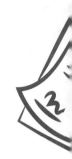

患者诊疗相关信息

身高:＿＿＿＿cm　体重:＿＿＿＿kg　体重指数(BMI):＿＿＿＿＿＿kg/m²

注:BMI 计算方法为 BMI(kg/m²)= 体重(kg)/ 身高²(m²)。(BMI<18.5kg/m² 为体重过低,18.5~23.9kg/m² 为正常,24.0~27.9kg/m² 为超重,≥28.0kg/m² 为肥胖。)

目前患有疾病:

＿＿＿＿＿＿＿＿＿＿＿＿＿＿＿＿＿＿＿＿＿＿＿＿＿＿＿＿＿＿＿

＿＿＿＿＿＿＿＿＿＿＿＿＿＿＿＿＿＿＿＿＿＿＿＿＿＿＿＿＿＿＿

＿＿＿＿＿＿＿＿＿＿＿＿＿＿＿＿＿＿＿＿＿＿＿＿＿＿＿＿＿＿＿

体重减少:(□有　□无)(如有,在下列情况下划"√")

□ 体重减少≥5% 发生于 1 个月内

□ 体重减少≥5% 发生于 2 个月内

□ 体重减少≥5% 发生于 3 个月内

□ 体重减少<5%

饮食减少:(□有　□无)(如有,在下列情况下划"√")

□ 1 周内饮食减少为平时的 0~25%

□ 1 周内饮食减少为平时的 26%~50%

□ 1 周内饮食减少为平时的 51%~75%

既往病史(□有　□无)：

- 心　脏 _____
- 肝　脏 _____
- 肾　脏 _____
- 消化道 _____
- 呼吸道 _____
- 其　他 _____

既往用药史(□有　□无)：

- _____
- _____
- _____
- _____
- _____
- _____

过敏史(□有　□无)：

- 药　物 _____
- 食　物 _____
- 其　他 _____

药物不良反应史(□有　□无)：

- _____
- _____
- _____

生活嗜好(□有　□无)：

- 吸烟史 _____
- 饮酒史 _____
- 其　他 _____

家族病史(□有　□无)：

- _____
- _____
- _____

注：当不清楚如何填写时，请咨询医师或药师。

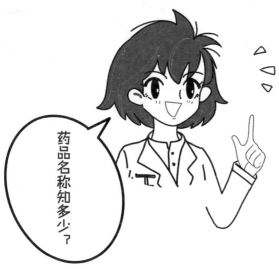

药品名称知多少？

　　药品，属于物质范畴，和人一样均有名称。在我国，药品名称有多种，常见如下。

- 通用名：是国家药典委员会按照一定原则制定的药品名称，是药品的法定名称，其特点是通用性。每种药品只能有一个通用名，如填写示例中的"肠内营养乳剂（TP）"。在药品包装上，通用名常显著标示，单字面积大于商品名的2倍，字体颜色使用黑色或白色。
- 商品名：指一家企业生产的区别于其他企业同一产品、经过注册的法定标志名称，其特点是专有性。商品名体现了药品生产企业的形象及其对商品名称的专属权，使用商品名须经国家主管部门批准，如填写示例中的"瑞素"。药品包装上的商品名一般与通用名分行书写，其单字面积小于通用名的1/2。

　　我国药品一药多名现象严重，同一通用名的药品常有多个商品名，在用药安全上存在隐患。服用多种药品前，请务必看清药品的通用名是否相同，以避免重复用药、过量用药甚至引发中毒。

养支持制剂名称	喂养途径	每日剂量	胃肠道症状
营养乳剂（TP）	鼻胃管	1 000ml	轻微腹胀

营养支持用药目录

日期	营养支持制剂名称	喂养途径	每日齐
例:2020.06.06	肠内营养乳剂(TP)	鼻胃管	1 00(

胃肠道症状

轻微腹胀

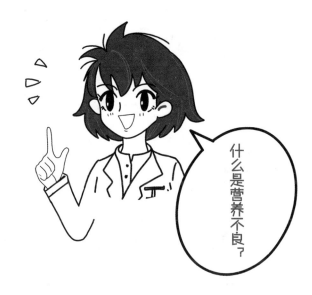

什么是营养不良？

　　广义的营养不良包括营养不足和营养过剩两个方面，通常情况下的营养不良指的是营养不足。除了饮食摄入不足导致的体重减轻外，营养不良也常继发于一些疾病或外科操作，如消化道肿瘤、慢性腹泻、短肠综合征和吸收不良等疾病。营养不良除了会影响身体生长发育，还会导致很多疾病。

　　营养不良是一个公共卫生问题，疾病引起的营养不良常表现为营养不足，发生于多种急、慢性疾病患者，包括各种年龄与环境。很多患者及部分医师对营养的认知都较为局限，认为营养支持就是吃饭。对营养的认识不足往往导致患者恶病质或者延缓身体康复。

　　恶病质是一种与基础疾病相关的复杂性代谢综合征，特征为肌肉丢失伴或不伴脂肪量减少。恶病质的主要临床特征是成人体重减轻或儿童生长障碍。厌食、炎症、胰岛素抵抗及肌肉蛋白质分解增加常与恶病质相关。

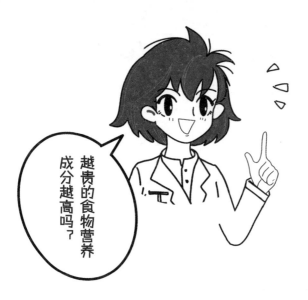

越贵的食物营养成分越高吗？

单纯从蛋白质、脂肪、碳水化合物等营养素角度考虑，海参、鲍鱼、燕窝与普通食物比较，并没有太大差异。即便食物中的维生素、微量元素含量有差异，但食物的多样性帮我们的身体解决了这些微量营养素的缺乏问题。所以，并不是越贵的食物营养成分越高。

通用名及剂型	药品规格	每日次数	每次剂量	用药原因
氨氯地平	5mg	1 次	5mg	高血压

其他用药目录

起始日期	结束日期	药品通用名及剂型	药品规格	每日次
2020.06.01	2020.6.15	氨氯地平	5mg	1次

次剂量	用药原因
mg	高血压

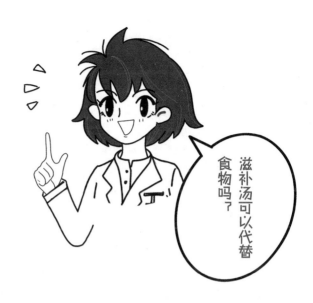

滋补汤可以代替食物吗？

　　传统观念认为,食物炖煮后营养会完全溶解在汤里,但实际上汤的主要成分是水。据研究,食物中 90% 以上的营养成分不会溶解于汤里,汤的营养成分含量只有原料的 5%~10%。因此,喝汤仅仅能够补充水分,而无法提供足够的营养。汤里仅有的那些营养成分也多为盐和脂肪,对患者的健康并无益处。

　　如果想通过汤得到较丰富的营养,最好的方式是汤和食物一起吃。同样,单纯食疗也无法提供足够的营养。如果患者无法进食足够的食物,那么就需要使用肠内营养制剂。

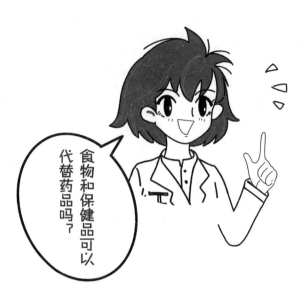

食物和保健品可以代替药品吗？

市面上多种食物和保健品被神化,诸如能降血糖、降血压、抗癌等,于是患者就盲目食用。其实不应过度夸大食物和保健品的作用,它们与药物对疾病的治疗是没有可比性的。此外,很多保健品的生产质量标准比药品要低很多,长期盲目服用保健品不仅无益还会有害,容易贻误病情。

其他用药目录

起始日期	结束日
2020.06.01	2020.6

通用名及剂型	药品规格	每日次数	每次剂量	用药原因
氨氯地平	5mg	1 次	5mg	高血压

其他用药目录

起始日期	结束日期	药品通用名及剂型	药品规格	每日冫
2020.06.01	2020.6.15	氨氯地平	5mg	1冫

次剂量	用药原因
...mg	高血压

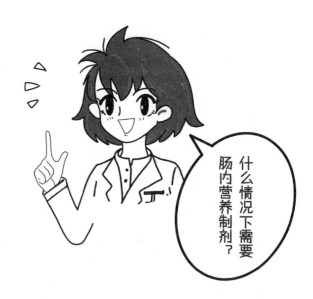

什么情况下需要肠内营养制剂?

　　在患者因为无法经口进食,或进食量不足以满足每日生理或病理需求的情况下需要对患者进行营养风险筛查。如果患者存在营养风险,那么就需要对患者进行营养干预,以便维持生理功能。

　　如果患者的肠道存在生理功能,就可以通过肠内营养制剂满足患者的能量需求。比如患者无法进食,但可以通过管饲将肠内营养制剂输入患者胃肠道中,以便吸收能量和营养素。

肠内营养制剂是普通食物吗？

身体正常的情况下，普通饮食就能满足每日的能量需求。但当患者遭遇某些疾病导致营养不良或者不能正常进食的时候，医师通常会选择肠内营养制剂，帮助患者获取营养素。

普通食物与肠内营养制剂的区别（见下表）：①普通食物即便经过咀嚼消化，到达肠道的时候还是会比肠内营养制剂的分子大很多，而分子越小越容易被肠道吸收。因此普通食物没有肠内营养制剂吸收容易。②普通食物中的化学成分存在很大差异，而肠内营养制剂则是由明确、稳定的成分组成的，其营养素也是恒定的。肠内营养制剂的营养成分全面，搭配合理，而且很多制剂的配方是专为某一种疾病设计的。例如，肠内营养制剂几乎不含乳糖或含量极少，适用于乳糖不耐受者。有些肠内营养制剂不含纤维素，粪便数量显著减少，适合于某些特殊疾病。③肠内营养制剂易于消化，有些制剂不需消化即可吸收，而普通食物都要经过完整消化才能吸收。④使用方式上，肠内营养制剂可以口服，也可以通过管饲形式喂养，普通食物即便经过搅拌粉碎也无法达到肠内营养制剂的粒度，容易堵住管饲管。

普通食物与肠内营养制剂对比

对比项目	普通食物	肠内营养制剂
粒度	大	小
营养成分	差异大	明确、稳定、全面
消化	需完整消化	较少或不需消化
使用方式	口服	口服或管饲

其他用药目录

起始日期	结束日
2020.06.01	2020.0

品通用名及剂型	药品规格	每日次数	每次剂量	用药原因
氨氯地平	5mg	1 次	5mg	高血压

其他用药目录

起始日期	结束日期	药品通用名及剂型	药品规格	每日次
2020.06.01	2020.6.15	氨氯地平	5mg	1 次

又剂量	用药原因
mg	高血压

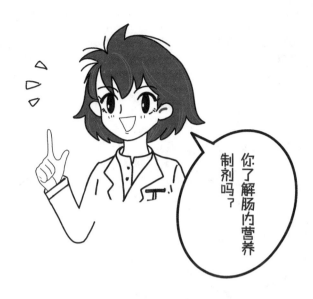

你了解肠内营养制剂吗？

　　常用的肠内营养制剂主要有粉剂、混悬液和乳剂。其中，含氨基酸混合物或水解蛋白、单糖、双糖或低聚糖、低脂肪的粉剂加水后形成溶液；含多聚体糊精或可溶性淀粉、溶解度小的钙盐、高脂肪的粉剂加水后形成稳定的混悬液。

　　肠内营养制剂根据其组成又可分为要素型、非要素型、组件型和特殊应用型。其中，要素型肠内营养制剂又分为以氨基酸为氮源的和以短肽为氮源的；非要素型肠内营养制剂则以整蛋白为氮源。还有的肠内营养制剂专为某一种疾病设计，如高分解代谢型、肿瘤型、糖尿病型、肝胆疾病型等。

　　肠内营养制剂多数为管饲设计，口味与普通食物相比差异很大，但也有些肠内营养制剂具备良好的口感，既可口服也可管饲。

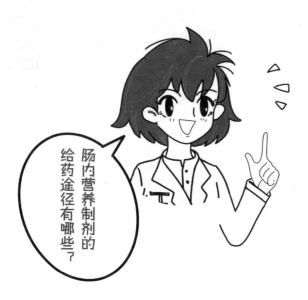

肠内营养制剂的给药途径有哪些?

- 口服:多数为口味较好的肠内营养制剂,并且患者具有完整的胃肠道消化功能。
- 管饲:经鼻置入到胃里面的管子叫鼻胃管,管的末端在胃中,此途径称为鼻胃管饲。经鼻置入到空肠中叫鼻空肠管,管的末端在空肠中,一般都要通过胃镜的引导操作,此途径称为鼻肠管饲。通过胃镜引导或者外科手术进行操作的,一般是在胃中或者空肠中做个造口,叫作胃造口或空肠造口管饲。目的是将营养液直接注入至胃中或者空肠中。管饲往往会用到肠内营养输注泵输注。

品通用名及剂型	药品规格	每日次数	每次剂量	用药原因
氨氯地平	5mg	1 次	5mg	高血压

其他用药目录

起始日期	结束日期	药品通用名及剂型	药品规格	每日次
2020.06.01	2020.6.15	氨氯地平	5mg	1次

次剂量	用药原因
mg	高血压

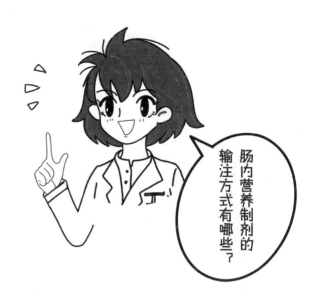

肠内营养制剂的输注方式有哪些?

- 连续输注:使用肠内营养输注泵,连续输注肠内营养制剂 16~24 小时。
- 间歇重力输注:将肠内营养制剂,借助重力缓慢滴入胃肠道内,每天 4~6 次,每次 250~500ml。
- 一次性灌注:每天数次,每次定时将肠内营养制剂用注射器缓慢地注入喂养管内,每次不超过 200ml。该方法操作方便,但易引起腹胀、恶心、呕吐、反流与误吸,仅用于鼻胃管饲或胃造口管饲的患者。

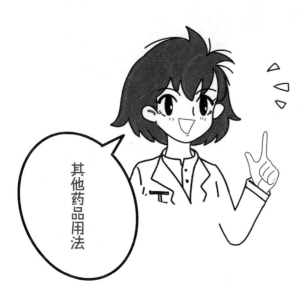

- 每日 1 次:在每日的同一时间用药 1 次。
- 每晚 1 次:通常在每晚睡前用药 1 次。
- 每日 2 次:每日早、晚各用药 1 次,相隔 12 小时。例如早上 8 点、晚上 8 点。
- 每日 3 次:每日早、中、晚各用药 1 次,相隔约 8 小时。例如早上 6 点、下午 2 点、晚上 10 点。
- 每日 4 次:每日早、中、晚及睡前各用药 1 次。
- 必要时:出现症状时用药。
- 顿服:一日的药量 1 次服下。
- 空腹服:餐前 1 小时或餐后 2 小时服药。
- 餐前服:通常指餐前 15~30 分钟服药。
- 餐后服:通常指餐后 15~30 分钟服药。
- 睡前服:通常指睡前 15~30 分钟服药。
- 舌下含服:将药片放在舌下溶解和吸收,不可咀嚼或吞服,在药片被吸收之前不可吞咽唾液。
- 足量水送服:通常指用 250ml 水送服。

通用名及剂型	药品规格	每日次数	每次剂量	用药原因
氨氯地平	5mg	1 次	5mg	高血压

其他用药目录

起始日期	结束日期	药品通用名及剂型	药品规格	每日次
2020.06.01	2020.6.15	氨氯地平	5mg	1次

次剂量	用药原因
mg	高血压

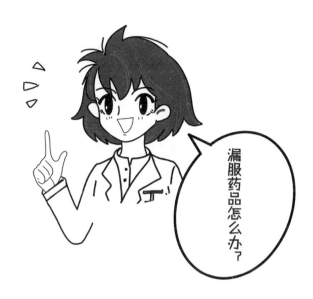

漏服药品怎么办？

如果患者由于任何原因漏服了药品，切忌随意补服，需视情况而定：

● 若在 2 次用药时间间隔的一半以内发现漏服药品，则应按照原剂量补服，并且按照原时间间隔和原剂量服用下一剂药品。

● 若在 2 次用药时间间隔的一半以上发现漏服药品，则不必补服，按照原时间间隔和原剂量服用下一剂药品，并且不可因为漏服而加倍用药。

例如：患者本应在早上 8 点和晚上 8 点各服 1 片药，但早上 8 点漏服了药品，如果下午 2 点前记起，则可以补服 1 片药，并于晚上 8 点按照原剂量服用 1 片药；如果下午 2 点后记起，则不需补服，于晚上 8 点按照原剂量服用 1 片药即可。

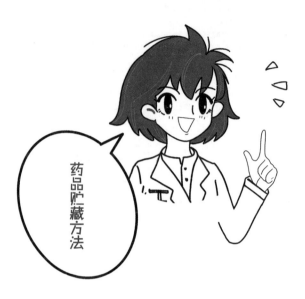

药品贮藏方法

- 常温:温度在 10~30℃的环境。
- 冷处:温度在 2~10℃的环境,适宜位置是冰箱冷藏室。
- 阴凉处:温度不超过 20℃的环境。
- 凉暗处:避光并且温度不超过 20℃的环境。
- 遮光:用不透光的容器包装,例如棕色容器或黑纸包裹的无色透明、半透明容器。
- 密闭:将容器密闭,以防尘土或异物进入。

其他用药目录

起始日期	结束日
2020.06.01	2020.0

通用名及剂型	药品规格	每日次数	每次剂量	用药原因
氨氯地平	5mg	1 次	5mg	高血压

其他用药目录

起始日期	结束日期	药品通用名及剂型	药品规格	每日次
2020.06.01	2020.6.15	氨氯地平	5mg	1次

剂量	用药原因
mg	高血压

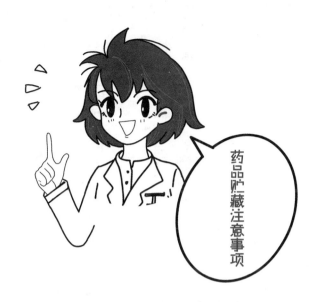

药品贮藏注意事项

- 依据药品说明书,选择正确的药品贮藏方法,注意防潮与避光。
- 所有药品均应单独保存在原始包装中,切忌将药瓶上的标签撕掉或将药盒扔掉,因为上面通常会标有药品名称、规格、使用方法、贮藏条件、有效期等重要信息。
- 内服药与外用药分开存放。
- 所有药品均应放在儿童不能接触的地方,避免儿童误服。
- 养成定期检查药品有效期的习惯,过期药品不得使用。

医疗相关指标变化记录表

指标	___月___日	___月___日	___月___日	___月___日	___月___日	
体重 /kg						
ALB/（g/L）						
PA/（mg/L）						
TP/（g/L）						
GPT/（U/L）						
GOT/（U/L）						
ALP/（U/L）						
GGT/（U/L）						
Urea/（mmol/L）						
SCr/（μmol/L）						
TG/（mmol/L）						
TC/（mmol/L）						
GLU/（mmol/L）						
Na/（mmol/L）						
K/（mmol/L）						
Ca/（mmol/L）						
Mg/（mmol/L）						
P/（mmol/L）						

月	___月	___月	___月	___月	___月	___月	___月
日	___日	___日	___日	___日	___日	___日	___日

医疗相关指标变化记录表

指标	___月 ___日	___月 ___日	___月 ___日	___月 ___日	___月 ___日	___
体重 /kg						
ALB/(g/L)						
PA/(mg/L)						
TP/(g/L)						
GPT/(U/L)						
GOT/(U/L)						
ALP/(U/L)						
GGT/(U/L)						
Urea/(mmol/L)						
SCr/(μmol/L)						
TG/(mmol/L)						
TC/(mmol/L)						
GLU/(mmol/L)						
Na/(mmol/L)						
K/(mmol/L)						
Ca/(mmol/L)						
Mg/(mmol/L)						
P/(mmol/L)						

___月 ___日	___月 ___日	___月 ___日	___月 ___日	___月 ___日	___月 ___日	___月 ___日	___月 ___日

医疗相关指标变化记录表

指标	___月___日	___月___日	___月___日	___月___日	___月___日	
体重 /kg						
ALB/（g/L）						
PA/（mg/L）						
TP/（g/L）						
GPT/（U/L）						
GOT/（U/L）						
ALP/（U/L）						
GGT/（U/L）						
Urea/（mmol/L）						
SCr/（μmol/L）						
TG/（mmol/L）						
TC/（mmol/L）						
GLU/（mmol/L）						
Na/（mmol/L）						
K/（mmol/L）						
Ca/（mmol/L）						
Mg/（mmol/L）						
P/（mmol/L）						

月 日	___月 ___日	___月 ___日	___月 ___日	___月 ___日	___月 ___日	___月 ___日	___月 ___日

医疗相关指标变化记录表

指标	___月___日	___月___日	___月___日	___月___日	___月___日	
体重 /kg						
ALB/（g/L）						
PA/（mg/L）						
TP/（g/L）						
GPT/（U/L）						
GOT/（U/L）						
ALP/（U/L）						
GGT/（U/L）						
Urea/（mmol/L）						
SCr/（μmol/L）						
TG/（mmol/L）						
TC/（mmol/L）						
GLU/（mmol/L）						
Na/（mmol/L）						
K/（mmol/L）						
Ca/（mmol/L）						
Mg/（mmol/L）						
P/（mmol/L）						

月 日	___月 ___日	___月 ___日	___月 ___日	___月 ___日	___月 ___日	___月 ___日	___月 ___日

医疗相关指标变化记录表

指标	___月___日	___月___日	___月___日	___月___日	___月___日
体重 /kg					
ALB/（g/L）					
PA/（mg/L）					
TP/（g/L）					
GPT/（U/L）					
GOT/（U/L）					
ALP/（U/L）					
GGT/（U/L）					
Urea/（mmol/L）					
SCr/（μmol/L）					
TG/（mmol/L）					
TC/（mmol/L）					
GLU/（mmol/L）					
Na/（mmol/L）					
K/（mmol/L）					
Ca/（mmol/L）					
Mg/（mmol/L）					
P/（mmol/L）					

月 日	___月 ___日	___月 ___日	___月 ___日	___月 ___日	___月 ___日	___月 ___日	___月 ___日

医疗相关指标变化记录表

指标	___月 ___日	___月 ___日	___月 ___日	___月 ___日	___月 ___日	___
体重 /kg						
ALB/（g/L）						
PA/（mg/L）						
TP/（g/L）						
GPT/（U/L）						
GOT/（U/L）						
ALP/（U/L）						
GGT/（U/L）						
Urea/（mmol/L）						
SCr/（μmol/L）						
TG/（mmol/L）						
TC/（mmol/L）						
GLU/（mmol/L）						
Na/（mmol/L）						
K/（mmol/L）						
Ca/（mmol/L）						
Mg/（mmol/L）						
P/（mmol/L）						

月 日	___月 ___日	___月 ___日	___月 ___日	___月 ___日	___月 ___日	___月 ___日	___月 ___日

医疗相关指标变化记录表

指标	___月 ___日	___月 ___日	___月 ___日	___月 ___日	___月 ___日
体重 /kg					
ALB/(g/L)					
PA/(mg/L)					
TP/(g/L)					
GPT/(U/L)					
GOT/(U/L)					
ALP/(U/L)					
GGT/(U/L)					
Urea/(mmol/L)					
SCr/(μmol/L)					
TG/(mmol/L)					
TC/(mmol/L)					
GLU/(mmol/L)					
Na/(mmol/L)					
K/(mmol/L)					
Ca/(mmol/L)					
Mg/(mmol/L)					
P/(mmol/L)					

月 日	___月 ___日	___月 ___日	___月 ___日	___月 ___日	___月 ___日	___月 ___日	___月 ___日

医疗相关指标变化记录表

指标	___月___日	___月___日	___月___日	___月___日	___月___日
体重 /kg					
ALB/(g/L)					
PA/(mg/L)					
TP/(g/L)					
GPT/(U/L)					
GOT/(U/L)					
ALP/(U/L)					
GGT/(U/L)					
Urea/(mmol/L)					
SCr/(μmol/L)					
TG/(mmol/L)					
TC/(mmol/L)					
GLU/(mmol/L)					
Na/(mmol/L)					
K/(mmol/L)					
Ca/(mmol/L)					
Mg/(mmol/L)					
P/(mmol/L)					

月	___月	___月	___月	___月	___月	___月	___月
日	___日	___日	___日	___日	___日	___日	___日

医疗相关指标变化记录表

指标	___月 ___日	___月 ___日	___月 ___日	___月 ___日	___月 ___日	
体重 /kg						
ALB/（g/L）						
PA/（mg/L）						
TP/（g/L）						
GPT/（U/L）						
GOT/（U/L）						
ALP/（U/L）						
GGT/（U/L）						
Urea/（mmol/L）						
SCr/（µmol/L）						
TG/（mmol/L）						
TC/（mmol/L）						
GLU/（mmol/L）						
Na/（mmol/L）						
K/（mmol/L）						
Ca/（mmol/L）						
Mg/（mmol/L）						
P/（mmol/L）						

月 日	___月 ___日	___月 ___日	___月 ___日	___月 ___日	___月 ___日	___月 ___日	___月 ___日

医疗相关指标变化记录表

指标	___月___日	___月___日	___月___日	___月___日	___月___日
体重 /kg					
ALB/（g/L）					
PA/（mg/L）					
TP/（g/L）					
GPT/（U/L）					
GOT/（U/L）					
ALP/（U/L）					
GGT/（U/L）					
Urea/（mmol/L）					
SCr/（μmol/L）					
TG/（mmol/L）					
TC/（mmol/L）					
GLU/（mmol/L）					
Na/（mmol/L）					
K/（mmol/L）					
Ca/（mmol/L）					
Mg/（mmol/L）					
P/（mmol/L）					

月 日	___月 ___日	___月 ___日	___月 ___日	___月 ___日	___月 ___日	___月 ___日	___月 ___日

医疗相关指标变化记录表

指标	___月___日	___月___日	___月___日	___月___日	___月___日	
体重 /kg						
ALB/(g/L)						
PA/(mg/L)						
TP/(g/L)						
GPT/(U/L)						
GOT/(U/L)						
ALP/(U/L)						
GGT/(U/L)						
Urea/(mmol/L)						
SCr/(µmol/L)						
TG/(mmol/L)						
TC/(mmol/L)						
GLU/(mmol/L)						
Na/(mmol/L)						
K/(mmol/L)						
Ca/(mmol/L)						
Mg/(mmol/L)						
P/(mmol/L)						

月 日	___月 ___日	___月 ___日	___月 ___日	___月 ___日	___月 ___日	___月 ___日	___月 ___日

医疗相关指标变化记录表

指标	___月 ___日	___月 ___日	___月 ___日	___月 ___日	___月 ___日	
体重 /kg						
ALB/（g/L）						
PA/（mg/L）						
TP/（g/L）						
GPT/（U/L）						
GOT/（U/L）						
ALP/（U/L）						
GGT/（U/L）						
Urea/（mmol/L）						
SCr/（µmol/L）						
TG/（mmol/L）						
TC/（mmol/L）						
GLU/（mmol/L）						
Na/（mmol/L）						
K/（mmol/L）						
Ca/（mmol/L）						
Mg/（mmol/L）						
P/（mmol/L）						

月 日	___月 ___日	___月 ___日	___月 ___日	___月 ___日	___月 ___日	___月 ___日	___月 ___日

贴处方处：

贴处方处：